UN MOT

SUR QUELQUES AVEUGLES-NÉS

GUÉRIS

DE LA CÉCITÉ CONGÉNIALE.

LYON. — Imprimerie d'A. Vingtrinier, rue Belle-Cordière, 14.

UN MOT

QUELQUES AVEUGLES-NÉS

GUÉRIS

DE LA CÉCITÉ CONGÉNIALE

Extrait du Recueil d'opérations pratiquées

PAR

Le Docteur GAME aîné

MÉDECIN-oculiste DE LA FACULTÉ DE PARIS,
ANCIEN INTERNE DES HOPITAUX CIVILS DE LYON, EX-INTERNE
DES HOSPICES DE LA VILLE DE BOURG (AIN),
ANCIEN CHIRURGIEN EN CHEF DE L'AMBULANCE DE L'ALMA (ALGÉRIE),
ETC., ETC.

> L'homme qui perd la vue entre vivant dans la
> tombe ; celui qui la recouvre ressuscite.
> GAME (brochure du 21 août 1854).

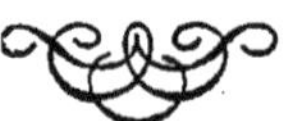

LYON

CHEZ L'AUTEUR, PLACE D'ALBON, 3, AU 1er

Entre l'église Saint-Nizier et le pont Nemours.

———

1864

UN MOT

SUR

QUELQUES AVEUGLES-NÉS

GUÉRIS

DE LA CÉCITÉ CONGÉNIALE.

S'il est un sens dont la conservation soit essentielle au bonheur de l'homme, c'est sans contredit celui de la vue. C'est de lui que nous viennent toutes les idées que nous avons de la distance, de la grandeur, des couleurs ; c'est à lui que nous devons toutes les ravissantes émotions que nous offre le spectacle du ciel et de la terre. *L'homme qui perd la vue entre vivant dans la tombe, celui qui la recouvre ressuscite* ; et telle est l'excellence de ce sens que même son affaiblissement est un immense malheur qui se fait sentir à toutes les heures du jour. Chacun doit donc faire connaître les cures extraordinaires qu'il a pu obtenir dans sa pratique, afin de démontrer que, par une étude spéciale de certains faits, on est arrivé à rendre la vue à de pauvres aveugles réputés incurables jusqu'à ce jour. Je ne parlerai dans cet opuscule que des cataractes congéniales.

Jusqu'à quel âge peut-on opérer les cataractes congéniales ?

Il n'est pas de chirurgien qui, après quelques années de pratique, n'ait rencontré un ou plusieurs cas de cataractes congéniales, soit chez des enfants à leur naissance, soit à un âge plus avancé : dans le premier cas, il a dû se demander s'il devait opérer de suite ou attendre quelques années ; dans le second cas il a dû s'abstenir, suivant le conseil des ophthalmologistes. Passé un certain âge, on n'opère plus, c'est la pratique habituelle : doit-on la suivre aveuglément ? Laissons parler les faits.

M. Malgaigne, dans son *Manuel de médecine opératoire*, s'exprime ainsi :

« La cataracte congéniale commence d'ordinaire par être molle et bornée au cristallin. Après quelques années, l'absorption commence à s'emparer du cristallin ; les deux lames de la capsule deviennent opaques. Plus tard enfin le cristallin disparaît tout entier : les deux parois de la capsule se confondent en une seule ; l'œil privé d'action n'acquiert pas son volume accoutumé, et la faculté visuelle finit aussi par diminuer et se perdre. De douze à quinze ans, l'opération ne restitue guère aux malades que la sensation confuse de la lumière (Saunders) : de là, l'urgence d'opérer les enfants en bas âge, du premier au deuxième mois après la naissance (Lawrence), du sixième au dix-huitième mois (Middlemore) »

Ces quelques mots, qui résument l'état actuel de la science sur ce point d'ophthalmologie, m'engagent à publier plusieurs cas qui, vu les particularités qu'offre leur histoire, sont de ceux qu'on rencontre rarement dans les annales de la science. Ils diffèrent sur plusieurs points des idées généralement reçues aujourd'hui : on reprochera peut-être à ma première observation de manquer d'actualité : qu'importe, si on ne la trouve pas tout à fait dépourvue d'intérêt?

Première observation.

Aveugle-né opéré avec succès à 55 ans.

Demigneux (Jean) est natif de Lugny (Saône-et-Loire); il est âgé de cinquante-cinq ans : c'est un indigent connu de toute la contrée, qui se fait conduire, soit par sa femme, soit par un de ses enfants, pour implorer l'assistance du public. Depuis fort longtemps, je connaissais Demigneux, lorsque le hasard voulut que je fusse appelé à lui panser une plaie qu'il s'était faite à la tête à la suite d'une chute : quel est mon étonnement en apercevant chez cet aveugle une belle cataracte ! Je lui propose une opération, il m'écoute à peine : J'ai toujours été aveugle, me dit-il, j'ai 55 ans, personne ne peut me guérir. Je lui promets la guérison ; je lui offre de le recevoir chez moi, de le faire soigner, de ne le renvoyer que lorsqu'il pourra s'en aller seul : il accepte après beaucoup d'instances de ma part.

Mon malade est assez intelligent pour me donner tous les renseignements que je peux lui demander. Il appartient à une famille de cultivateurs, dans laquelle il n'y a jamais eu d'aveugles : ses parents sont morts dans un âge fort avancé. Demigneux a plusieurs frères qui sont de vigoureux montagnards ; il a joui de la même constitution qu'eux jusqu'à l'âge de 15 ans ; à cette époque, ses parents le conduisirent à l'hôpital de Mâcon, où il fut opéré d'une cataracte double par un oculiste italien, voyageur. De vives douleurs se firent sentir à la suite de cette opération : une inflammation interne s'empara de ses yeux. Il quitta l'hôpital au bout de trois mois, pour rentrer dans sa famille, sans avoir obtenu dans sa vue la moindre amélioration. C'est à la suite de cette première opération malheureuse qu'il a été pris d'un tremblement général qu'il a conservé depuis cette époque. Ce tremblement offre tous les caractères du tremblement sénile. Malgré cette infirmité, il s'est marié à trente ans. Sa femme est elle-même cataractée d'un œil : ils ont eu quatre enfants chez lesquels le sens de la vue ne laisse rien à désirer.

L'examen de l'appareil oculaire de notre malade nous offre un œil gauche dont il est difficile de distinguer les différentes parties. Il présente un staphylôme sphérique de la cornée, du volume d'une grosse noix, d'une couleur noirâtre, recouvert à moitié seulement par les paupières.

L'œil droit a conservé son volume normal. On y observe, comme chez tous les aveugles-nés, tous les symptômes du nystagmus. Ce sont des mouvements spasmodiques particuliers, des espèces de balancements sautillants en harmonie avec le clignement incessant des paupières, le tout accompagné d'un strabisme convergent.

Au milieu de cet appareil de phénomènes, qui donnent à la figure du malade une expression indéfinissable, apparaît une cataracte qui offre tous les symptômes d'une cataracte capsulaire antérieure. Elle est d'une belle couleur nacrée, parsemée de stries transversales plus foncées quoique brillantes : on observe à sa périphérie le cercle noir indiqué par les auteurs dans cette espèce de cataracte. La pupille, libre d'adhérences se contracte régulièrement. Demigneux distingue le jour des ténèbres; la perception lumineuse, en un mot, est celle d'un cataracté ordinaire qui ne voit plus à se conduire. Depuis sa naissance, son état n'a pas changé : il a toujours vu des ombres, mais jamais il n'a pu distinguer un seul objet. Il n'a aucune notion des couleurs : il ne reconnaît au toucher que les objets dont il se sert journellement. La première opération qu'il a subie n'a en rien modifié l'état de cet œil.

Après avoir, selon mon habitude, fait, pendant quarante-huit heures, des applications d'extrait de belladone sur les tempes et le front, j'opérai Demigneux, vers la fin de juillet 1858, en présence de nombreux amis et assisté de mes deux frères, docteurs médecins. La scleroticonyxis est le mode opératoire que j'ai choisi.

L'opération a présenté ceci de particulier qu'après plusieurs incisions de la capsule antérieure, pratiquées avec une certaine difficulté, vu sa résistance, chaque fois que l'aiguille était portée sur le cristallin, que je cherchais à abaisser en masse, j'en détachais un fragment et sentais craquer l'instrument comme si j'avais eu affaire à un corps composé de grains de sable unis en-

tre eux pour former un seul corps susceptible
de division. Le cristallin a été réduit en huit ou
dix fragments qui ont successivement été abaissés.
Deux de ces fragments ont passé dans la chambre antérieure, où ils n'ont été absorbés complè-
tement que deux ans après l'opération. (Les cas
d'absorption tardive de fragments de cristallin
passés dans la chambre antérieure ne sont pas
rares : j'ai vu il y a quelques jours dans mon
cabinet un entrepreneur, âgé de 37 ans, dont le
cristallin, passé à la suite d'un accident dans
l'humeur aqueuse de la chambre antérieure, y
baigne depuis 28 ans. Je dis cristallin, car il est
accompagné de sa capsule, qui, flottant avec lui,
forme un corps tout différent. Je me propose de
tracer son histoire après que j'en aurai pratiqué
l'extraction.) Je reviens à mon opération.

La capsule m'a présenté des adhérences telles
à sa partie supérieure que j'ai dû, après avoir,
pour ainsi dire, énucléé le cristallin, la déchirer
à plusieurs reprises : il est resté quelques lan-
guettes, qui, après avoir flotté pendant quelques
mois derrière la partie supérieure de la pupille,
ont fini par disparaître.

Les diverses circonstances qui ont accompagné cette opération m'ont prouvé que je n'avais
point affaire à une cataracte capsulaire simple,

mais bien à une cataracte capsulo-lenticulaire ; que le cristallin, en un mot, n'avait pas été absorbé en *totalité*. Pendant l'opération, Demigneux dit qu'il voyait *travailler* mon aiguille.

Les suites de l'opération ont été des plus heureuses. Le malade n'a pas éprouvé de douleurs : il n'a senti qu'un peu de chaleur, déterminée par une légère conjonctivité, qui s'est dissipée d'elle-même. Des compresses imbibées d'eau glacée et renouvelées toutes les cinq minutes sont appliquées sur l'œil pendant 48 heures après l'opération.

Malgré l'application d'une compresse humide sur l'œil, Demigneux dit apercevoir le jour au travers : on lui en place une seconde ; il est tenu à la diète pendant trente-six heures seulement ; après quarante-huit heures une simple compresse est appliquée sur l'œil. Le cinquième jour, on lui permet de se lever, de se promener dans une chambre obscure. Notre opéré ne peut pas supporter le grand jour : la moindre lumière le fatigue, la sensibilité de la rétine, *au lieu d'être diminuée*, est manifestement *augmentée*.

Pendant les vingt premiers jours qui ont suivi l'opération, il a été impossible à Demigneux de descendre dans la cour, à cause de l'impression désagréable que lui faisait éprouver la lumière.

Le vingt-cinquième jour, on le conduit au jardin à huit heures du soir, on le débarrasse de *son bandeau*, en présence d'un nombreux public. Il distingue les personnes qui l'entourent, il dit voir les étoiles, la lune. Pressé de questions par un témoin qui veut s'assurer si réellement il distingue la lune, s'il en apprécie la forme, la distance, il porte subitement la main dans sa direction, comme s'il voulait la saisir, en disant : *Tiens, la voilà !*

Des verres à cataracte de divers numéros lui sont présentés ; il aperçoit le clocher de l'église, qui est à une distance de plus de 200 mètres, il le dépeint, il n'ose pas marcher : s'il veut saisir un objet, il porte la main un peu plus loin que cet objet ; lorqu'on lui montre un corps quelconque, son œil étant presque constamment dirigé en dedans à cause de son strabisme convergent, on est obligé d'appeler son attention sur ce corps, pour le lui faire décrire.

Chaque jour, la lumière lui devient de moins en moins pénible. On le fait promener, le soir, dans le jardin ; on le force à compter les arbres : le jour, on jette des fleurs dans la cour et on les lui fait chercher. Tous les corps pour lui sont blancs, rouges ou bleus. C'est l'enfant de la maison à qui on apprend à regarder, à marcher, dont on fait l'éducation à son entrée dans la vie, et cela à 55 ans.

Le 10 septembre, jour où il est rentré dans sa famille, j'ai constaté, qu'il pouvait distinguer les aiguilles d'une pendule et même celles de ma montre à secondes. Pour qu'il voie bien un objet, il faut qu'il soit placé à 60 centimètres environ de son œil. Il aperçoit des arbres à une distance de plus de 100 mètres. Les verres à cataracte n'augmentent pas de beaucoup la puissance de l'organe : il ne s'en sert que pour examiner les objets éloignés.

Depuis le départ de Demigneux, je l'ai examiné à différentes époques, son œil est naturel ; les mouvements saccadés dont il était affecté avant son opération, son strabisme ont considérablement diminué ; sa vue s'est améliorée à un tel point qu'il ne veut plus de ses anciens conducteurs. Le tremblement général dont il était atteint n'a subi aucun changement. Avant son opération, Demigneux, quoiqu'il se fît conduire par sa femme ou par l'un de ses enfants, faisait des chutes journalières ; ses genoux en présentent encore des traces bien sensibles. Depuis son opération, il n'est pas tombé une seule fois ; on ne peut arriver à son habitation, située au sommet d'une montagne, que par un chemin tortueux et très-escarpé, tellement difficile qu'il m'a été impossible de comprendre comment il pouvait monter et descendre, seul, ce chemin, plusieurs fois par jour dans un temps de neige et de verglas. Lors de l'une de mes dernières visites, il me dit que la neige le fatiguait considérablement, qu'il lui était impossible de se servir de ses verres à cataracte; il porte presque exclusivement de simples conserves, ce qui ne l'empêche pas d'aller, en sa qualité de marchand colporteur, offrir ses marchandises dans une partie du département.

Du fait que je viens de citer, on peut conclure : 1° Que dans la cataracte congéniale le cristallin ne s'absorbe pas toujours *tout entier,* après quelques années, qu'il peut même ne pas s'absorber du tout ;

2° Que l'œil peut conserver son volume normal, avec ses facultés visuelles, pendant un grand nombre d'années, pourvu qu'il distingue le jour des ténèbres, que son excitabilité physiologique en un mot ne soit pas anéantie ;

3° Qu'une cataracte congéniale peut être opé-

rée à tout âge, si elle est dans de bonnes condi-
tions ;

4° Qu'il y aurait peut-être avantage à n'opérer qu'à l'âge de raison.

Les sujets des observations suivantes viennent
à l'appui de cette dernière opinion.

Deuxième observation.

Aveugle-née opérée avec succès à 14 ans.

Nini Blida Cherbi est une israélite âgée de 14
ans, brune, d'une forte constitution. Elle habite
Alger, rue de la Casbah, n° 33. Elle est amenée
dans mon cabinet par son père, Moïse Cherbi,
le 25 septembre 1862. Ce dernier n'a jamais eu
de maux d'yeux, sa femme s'est toujours bien
portée : ils ont eu quatre enfants ; les deux premiers sont nés aveugles ; les deux autres n'ont
aucune infirmité. L'aînée a 18 ans : ses parents
l'ont fait opérer à l'âge de 6 ans par un chirurgien dont ils ont oublié le nom. Le résultat de
l'opération a été la perte de l'œil droit ; elle voit
à peine pour se conduire de l'œil gauche. La ca-
dette est le sujet de cette observation. Je remar-
que chez elle un strabisme divergent, accompagné de tous les symptômes qu'on observe, en
général, chez les aveugles-nés. Ce sont des balancements de tête, d'un côté à l'autre ; les yeux

s'agitent en tous sens comme s'ils allaient à la recherche de quelques rayons de lumière. Le corps lui-même participe à ces mouvements, bien différents du tremblement que j'ai noté dans l'observation précédente. Notre malade me présente une cataracte double, offrant tous les symptômes d'une cataracte capsulo-lenticulaire. Les pupilles se dilatent régulièrement : elle aperçoit des ombres, mais elle ne distingue rien ; tel est son état depuis sa naissance. Après l'avoir préparée comme le sujet de l'observation précédente, je pratiquai l'opération de la cataracte par abaissement sur un œil seulement, le 1er octobre 1862, aidé d'un de mes amis, ancien élève de l'école de Lyon, M. Curial. L'opération a été des plus rapides et des plus simples. Je n'ai rien observé d'anormal. Après plusieurs incisions transversales et verticales pratiquées à la capsule, j'ai abaissé le cristallin, comme dans une cataracte ordinaire. Je n'ai pas eu la moindre inflammation à combattre. Comptant peu sur les parents pour les soins à donner à notre opérée, je lui ai fermé l'œil avec de la charpie sur laquelle j'ai placé des bandelettes trempées dans du collodion. Le troisième jour seulement, j'ai enlevé cet appareil pour en placer immédiatement un semblable, qui a été remplacé, huit jours après l'opération, par un simple bandeau. Notre opérée, comme l'enfant qui vient de naître, voit tous les objets qui se présentent à sa vue, mais elle ne peut pas les décrire; elle n'a aucune notion des couleurs, des distances, elle se trouve dans un monde nouveau auquel elle ne comprend rien. Son histoire est celle de tous les opérés de cataracte congéniale, tracée par un célèbre oculiste de Paris, qui s'exprime ainsi : « Lorsque l'on a pratiqué avec succès l'opération sur un malade affecté de cataracte congéniale, il ne faut pas s'attendre à ce que la vision se rétablisse immédiatement, comme cela a lieu dans les cas ordinaires. L'œil, qui reçoit alors pour la première fois l'image des corps extérieurs, manque de l'habitude qui lui serait nécessaire pour s'en rendre un compte exact. Le nouvel opéré, surtout si c'est un enfant, est en quelque sorte ébloui par l'étrangeté du nouveau spectacle qui s'offre à ses yeux. Tout le frappe, mais tout le frappe à la fois; de sorte que, ne comprenant rien à cette scène nouvelle, il continue pendant quelque temps à vivre comme par le passé et à se servir du toucher, sens qu'il considère comme supérieur à celui de la vue parce qu'il paraît un guide plus sûr dans la connaissance du monde extérieur. Peu à peu, cependant, il parvient à analyser davantage les choses que

ses regards rencontrent et, le sens du toucher ai-
dant, il finit par distinguer des autres certains
objets qu'il retient et reconnaît ensuite. Souvent
le chirurgien devra intervenir pour forcer en
quelque sorte les malades à exercer le sens de la
vue et non celui du toucher. Dupuytren avait
pris le parti, chez un enfant, de lui lier les mains
derrière le dos et de le forcer à marcher dans
cette position. Caron du Villars a eu recours à
la faim, pour obtenir qu'un de ses jeunes opérés
se servît de la vue qu'il venait de lui rendre. »

L'éducation de mon opérée a été difficile, at-
tendu qu'il m'était presque impossible de me faire
comprendre d'elle et de ses parents. La nature a
suppléé au langage ; nous sommes arrivé à un ex-
cellent résultat. Nini Cherbi a vu diminuer son
strabisme et les mouvements saccadés dont son
œil était atteint. Elle peut aujourd'hui très-bien
fixer un objet, le décrire, le saisir.

Elle sort de chez elle sans être accompagnée.
Jusqu'à ce jour, elle ne s'est servie que de conserves. Je lui ai procuré des lunettes à cataracte, qui
lui permettent de se livrer à une profession ré-
servée à son sexe.

Les premiers mois après son opération, elle pa-
raissait indifférente au bonheur d'avoir recou-
vré la vue. Depuis, elle est venue plusieurs fois

me témoigner sa reconnaissance. Le fait est si rare que j'ai cru devoir le noter.

Troisième et quatrième observation.

Le frère et la sœur, tous deux aveugles-nés, opérés avec succès, le frère à 21 ans, la sœur à 14 ans.

Les deux sujets de cette observation sont les enfants de François Vela, négociant à Alger, place de Chartres, 10. Originaires de Malte, ils habitent Alger depuis plusieurs années. Ils y vivent ayant conservé leurs anciennes habitudes, leurs mœurs, leur langue. L'aîné a 21 ans, sa sœur 14 ans. Tous deux sont d'une bonne constitution, comme le père, la mère et le reste de la famille, qui se compose de six autres enfants. D'après les renseignements que j'ai pu recueillir, la cécité congéniale n'est pas héréditaire dans cette famille. Jean Vela et sa sœur Marie sont nés aveugles ; ils n'ont jamais pu distinger aucun objet. Comme les sujets des deux observations qui précèdent, ils peuvent dire qu'il fait jour ou qu'ils sont dans les ténèbres. A la plus vive lumière, ils ne voient qu'une ombre qui disparaît avec elle. A l'examen des yeux j'observe deux cataractes doubles ; elles n'offrent rien d'anormal : libre de toute adhérence, la pupille se contracte régulièrement. Comme tous les aveugles-nés le frère et la sœur balancent la tête d'un côté à l'autre, tournent les yeux, devenus strabiques, pour chercher en tous sens quelques rayons de lumière. Mes malades préparés à l'opération, je pratiquai sur tous les deux, le même jour (10 mars 1863), la scléroticonyxis, le même mode opératoire employé sur les sujets des observations précédentes. Les soins consécutifs, sur lesquels il serait fastidieux de revenir, ont été les mêmes. J'ai eu la satisfaction de voir mes deux opérations couronnées de succès. Aujourd'hui Jean Vela est marchand de comestibles sur la place de Chartres, sa sœur Marie va à l'école, lit, écrit comme si elle n'eût jamais été aveugle.

L'éducation oculaire des enfants Vela, comme celle de Nini Blidi, a été plus laborieuse que celle de Demigneux, qui avait l'habitude (quoique aveugle) d'être en contact avec le monde. Il ne suffit pas en effet qu'une opération de cataracte congéniale réussisse, en tant qu'opération: il faut encore que l'opérateur complète son œuvre en dirigeant convenablement l'éducation de l'organe qui, abandonné à lui-même, pourrait être fort longtemps sans utilité réelle pour le malade.

Il n'en est pas de même pour les cataractes ordinaires qui peuvent survenir à tout âge. Dans ces derniers cas le malade a vu et a observé avant sa maladie : la vue lui étant rendue, il reprend ses anciennes habitudes comme s'il n'avait jamais été cataracté.

NOTA. — Dans un autre opuscule je publierai les cas d'opérations les plus importantes que j'ai pratiquées pendant mon séjour dans les colonies, où les maladies des yeux sont si fréquentes.

LE DOCTEUR GAMÉ

Fixé à Lyon, place d'Albon, 3, au 1er, reçoit tous les jours de midi à trois heures.